MÉMOIRE

SUR UN NOUVEAU MODE DE TRAITEMENT

DES

AFFECTIONS CANCÉREUSES

ADRESSÉ

à l'Académie royale de Médecine,

PAR

Le docteur CANQUOIN.

A PARIS,

CHEZ L'AUTEUR,

RUE DU FAUBOURG-MONTMARTRE, N. 8,

ET CHEZ BÉCHET,

PLACE DE L'ÉCOLE-DE-MÉDECINE, N. 4.

1835.

MÉMOIRE

SUR UN NOUVEAU MODE DE TRAITEMENT

DES

AFFECTIONS CANCÉREUSES.

PARIS, — IMPRIMERIE DE PAUL DUPONT ET COMP.
Rue de Grenelle-Saint-Honoré, n. 55.

MÉMOIRE

SUR UN NOUVEAU MODE DE TRAITEMENT

DES

AFFECTIONS CANCÉREUSES

ADRESSÉ

à l'Académie royale de Médecine,

PAR

Le docteur **CANQUOIN**.

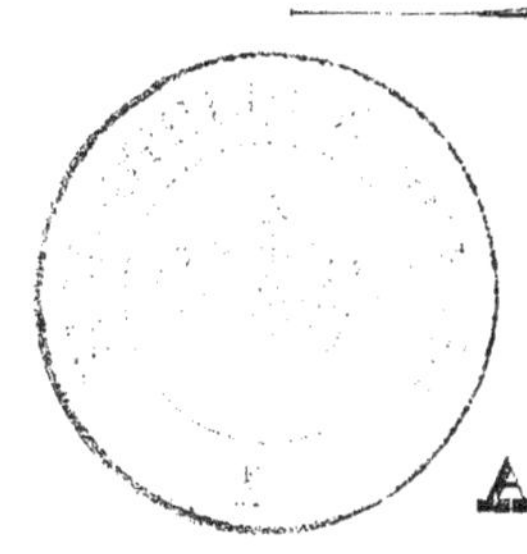

A PARIS,

CHEZ L'AUTEUR,

RUE DU FAUBOURG MONTMARTRE, N. 8,

ET CHEZ BÉCHET,

PLACE DE L'ÉCOLE-DE-MÉDECINE, N. 4.

1835.

AVERTISSEMENT.

Le 25 novembre dernier, j'ai lu à l'Académie un simple exposé du nouveau mode de traitement que j'ai adopté pour la guérison des affections cancéreuses.

L'Académie a chargé une commission composée de MM. les docteurs Lisfranc, Amussat et Sanson de faire les expériences nécessaires et d'en présenter plus tard le résultat dans un rapport spécial.

Peu de temps après cette première lecture, j'ai fait d'inutiles efforts pour obtenir du bureau d'administration de l'Académie un tour de faveur, afin d'être admis à y lire un mémoire plus détaillé, plus complet; mais ses nombreux travaux ne lui ont pas permis de me l'accorder.

C'est ce mémoire que je me décide à publier aujourd'hui.

Puissent tous mes confrères y trouver ce qui

m'est démontré par une pratique de dix années, 1° que le chlorure de zinc, caustique très énergique, est pourtant le moins dangereux de tous ceux employés jusqu'à ce jour pour la destruction des tissus dégénérés;

2° Qu'il ne résulte de son emploi aucun inconvénient grave;

3° Que l'escharre qu'il produit tombe du huitième au douzième jour, énucléation remarquablement prompte et d'un grand avantage dans la pratique;

4° Que ce chlorure modifie si énergiquement les tissus sous-jacens, (ce que ne produit pas l'opération chirurgicale), que jamais le cancer ne reparaît, du moins à la même place, et qu'ainsi la guérison est certaine, quand il n'y a pas *diathèse cancéreuse*; ce qui, malheureusement, n'est pas très rare;

5° Enfin j'affirme que, préparé et appliqué selon ma méthode, il m'a réussi constamment dans l'immense majorité des cas que j'ai rencontrés depuis dix années que je m'occupe spécialement des affections cancéreuses.

Je dois dire ici ce que l'on trouvera répété à la fin de ce mémoire, que je suis prêt à donner à ceux de mes confrères qui pourront le désirer tous les renseignemens et toutes les explications de pratique qu'ils voudront bien me demander, tout disposé que je suis à leur offrir mon concours dans les premières applications, toutes les fois qu'ils m'en exprimeront le désir.

Je dois à MM. les docteurs Sanson et Amussat un témoignage public de ma reconnaissance. Ils m'ont accueilli avec infiniment de loyauté, et m'ont exprimé le vœu de voir se confirmer dans l'intérêt de l'art, par leur propre expérience, la réalité des faits que j'ai eu l'honneur d'exposer à l'Académie lors de ma première lecture.

Si, au besoin, il était nécessaire d'appuyer la vérité d'une partie de ces faits par l'attestation de médecins distingués, j'en appellerais entre autres à MM. Itard, François et Pariset, qui ont vu par eux-mêmes et des personnes que j'ai complétement guéries, et d'autres en traitement, dont l'aspect des plaies ne laissait aucun doute sur un heureux résultat.

MÉMOIRE COMPLÉMENTAIRE

QUE JE ME PROPOSAIS DE LIRE A L'ACADÉMIE

SUR LE TRAITEMENT

DES AFFECTIONS CANCÉREUSES

PAR

LA PATE PHAGÉDÉNIQUE

ET SUR LES MODIFICATIONS QUE QUELQUES CIRCONSTANCES RENDENT NÉCESSAIRES.

Messieurs,

Le 25 novembre dernier, j'ai eu l'honneur de vous présenter un mémoire qui n'était qu'un travail incomplet sur les moyens thérapeutiques que j'emploie depuis plusieurs années pour le traitement des affections cancéreuses : je n'avais d'autre but alors que de prendre date au sein de l'Académie, et je me suis réservé de développer plus tard mon mode de traitement dans un mémoire que je vous ai demandé la permission de vous soumettre.

Dans ce premier exposé, j'ai établi : 1° qu'il y avait dans certains cas peu de succès à attendre des opérations chirurgicales pour la cure des cancers; 2° que si la médecine pouvait proposer quelques moyens efficaces, ce n'était pas sans l'appréhension d'occasioner, dans une multitude de cas, les accidens de l'empoisonnement : je veux parler ici, Messieurs, de l'usage interne et externe des diverses préparations arsenicales ; il n'est personne parmi vous qui ne sache les excellens résultats que l'on en a quelquefois obtenus dans les dégénérescences cancéreuses les plus graves, et que si la plupart des praticiens les ont abandonnées, c'est qu'il leur était impossible de prévoir, avec quelque certitude, les circonstances où ils pouvaient traiter par l'arsenic sans craindre d'exposer les jours de leurs malades.

A cette occasion j'ai eu l'honneur de vous dire qu'un seul cas malheureux de ma pratique m'avait fait renoncer pour toujours à ce médicament comme topique, ce qui m'avait nécessairement conduit à lui substituer d'autres caustiques ; mais l'expérience m'a démontré l'insuffisance du plus grand nombre : en effet, Messieurs, pour guérir une affection cancéreuse, il ne s'agit pas seulement de détruire la partie malade, mais bien encore de modifier en même temps plus ou moins profondément la vitalité anormale des tissus sous-jacens; à défaut de cette modification le cancer se reproduit. J'ai dit encore que, cette vérité m'étant démontrée, j'avais trouvé dans le chlorure d'antimoine tout à la fois un agent désorganisateur et bon modificateur des tissus dégénérés; mais que ce caustique, le plus douloureux que je connaisse, entraînait avec lui, lorsqu'il était appliqué sur des surfaces de quelque étendue, des accidens graves, tels que des lipothymies, l'intermittence du pouls, des vomissemens, des déjections alvines, etc., et que ces inconvéniens me le firent aussi abandonner, bien que je lui dusse cependant plusieurs cures remarquables.

Je vous ai dit aussi, Messieurs, que ce fut en 1824 que je commençai à employer le chlorure de zinc et que cette combinaison m'offrit tous les avantages de l'arsenic sans en avoir les inconvéniens toxiques, même sur des surfaces très larges; mais sa grande déliquescence me présenta le double désavantage de le rendre assez difficile à manier, et d'affaiblir son action en le transformant en hydro-chlorate. Je reconnus que, réduit en fragmens ou même en poudre, il était impossible de lui assigner des limites, et que de cet inconvénient il pouvait résulter des accidens plus ou moins fâcheux.

Déterminé par les éminentes propriétés de ce caustique, je ne cherchai plus que le moyen d'en perfectionner l'emploi : je conçus alors l'idée d'en faire une pâte d'abord avec de la gomme, puis avec de la farine; et je pus me convaincre que cette préparation, toute simple qu'elle est, réunit rigoureusement toutes les conditions pour pénétrer dans les tissus, depuis une demi-ligne jusqu'à deux pouces de profondeur; on obtient ce résultat en donnant à la pâte phagédénique plus ou moins d'épaisseur, et en prolongeant plus ou moins son contact; mais elle exige une certaine habitude de la part de celui qui opère.

Cette préparation possède en outre d'autres avantages; elle se conserve plusieurs années sans éprouver la moindre altération, et sans perdre de son élasticité; bien plus elle ne franchit jamais la limite des parties sur lesquelles on l'a appliquée.

Vous concevez, Messieurs, que je doive attacher quelque importance à cette préparation dont le premier j'ai conçu l'idée; car indépendamment de son utilité dans le traitement des cancers, elle offre encore, dans la pratique, des avantages réels pour les moxas, les cautères et la cautérisation dans quelques cas de squirrhes du col de l'utérus et de carie des os.

Tel est à peu près le résumé de ce que j'ai eu l'honneur de vous présenter dans votre séance du 25 novembre dernier : maintenant, Messieurs, pour compléter ce travail, il me reste à vous indiquer :

1° La manière dont je prépare la pâte phagédénique,

2° Son mode d'application et les modifications que nécessitent quelques tumeurs cancéreuses,

3° Les cas où son emploi peut être suivi de succès,

4° Les déviations obligées de ma pratique ordinaire pour certains malades chez lesquels toute douleur vive devient intolérable,

5o Enfin le traitement interne approprié (1).

---

(1) Avant d'aller plus loin, je vais indiquer sommairement le résultat de mes essais sur les caustiques, sans toutefois avoir la prétention d'apprendre rien de nouveau à ceux de mes confrères qui se sont occupés de ces agens.

La manière d'agir des caustiques est loin d'être identique ; ils diffèrent presque tous par la nature de la douleur, sa durée et sa violence, par la manière dont ils détruisent les tissus qu'ils atteignent à différentes profondeurs, par la couleur, la consistance et l'épaisseur des escharres qu'ils produisent, par le temps plus ou moins long de la chute de ces dernières, par l'aspect de la cicatrice, enfin par quelques phénomènes qui leur sont particuliers.

De la douleur. — Voici, selon mes observations, l'ordre dans lequel il faut classer les caustiques, selon la progression croissante de la douleur causée par leur application : acide nitrique — nitrate d'argent — potasse caustique — nitrate acide de mercure — acides sulfurique, muriatique, nitro-muriatique — chlorure de zinc — arsenic — sulfate de cuivre — chlorure d'antimoine. Quant à la durée de la douleur, celle qu'occasionent l'acide nitrique, le nitrate d'argent, les acides muriatique, sulfurique, nitro-muriatique est, comme chacun sait, de peu de durée : la potasse caustique se fait sentir pendant environ deux heures ; le chlorure de zinc cause de la douleur pendant vingt-quatre heures ; enfin, les trois derniers, arsenic, sulfate de cuivre et chlorure d'antimoine, se font vivement sentir pendant environ deux jours. Il est à remarquer que chaque caustique cause une douleur *sui generis.*

Action en profondeur. — Tous ces caustiques trouvent leur application dans la pratique, mais les quatre derniers seuls peuvent être employés dans les affections cancéreuses graves, encore en exceptons-nous l'arsenic, à cause de ses accidens toxiques, et le sulfate de cuivre, par l'impossibilité d'en limiter les effets.

Les caustiques dont l'action s'étend le moins en profondeur, tels qu'on les emploie ordinairement, sont l'acide nitrique, le nitrate d'argent, le nitrate acide de mercure, les acides sulfurique, muriatique et nitro-muriatique. On sait cependant qu'on peut augmenter leur puissance désorganisatrice en raison de la quantité du caustique que l'on maintient sur les tissus malades, sans toutefois qu'il soit possible de calculer avec précision la profondeur où ils atteignent, ainsi que je le fais avec ma pâte

J'ai pour usage d'employer quatre préparations dont les trois premières ont une énergie suivant la progression 3, 2 et 1; la quatrième, douée d'une

---

phagédénique; mais, en réalité, les caustiques qui agissent le plus profondément sont l'arsenic, le sulfate de cuivre, les chlorures de zinc et d'antimoine.

Des escharres.

L'escharre produite par l'*acide nitrique* est jaune, peu consistante et peu épaisse (1).

Nitrate d'argent : escharre brune sur l'épiderme, blanche sur les plaies, peu consistante et peu épaisse.

Potasse caustique : escharre noire, demi coriace et assez épaisse.

Nitrate acide de mercure : escharre rouge-sanguin sur l'épiderme, d'un gris-pâle sur les tissus, demi-coriace, épaisseur moyenne.

Acide sulfurique : escharre gris de fer, demi-coriace, épaisseur moyenne.

Acide muriatique : escharre blanche, dure, épaisseur moyenne.

Acide nitro-muriatique : escharre jaunâtre, demi-coriace, épaisseur moyenne.

Chlorure de zinc : escharre blanche, très dure, épaisse.

Arsenic : escharre livide, dure et épaisse.

Sulfate de cuivre : escharre brune, très dure et épaisse.

Chlorure d'antimoine : escharre blanche, molle et épaisse.

Enucléation. — Le temps qui s'écoule depuis le moment de l'application jusqu'à celui de l'énucléation est pour tous ces caustiques de vingt-cinq à trente jours, à l'exception du chlorure de zinc, dont l'escharre tombe du huitième au douzième jour, avantage qu'il est inutile de faire ressortir.

Suppuration. — L'abondance de la suppuration est toujours en raison de l'énergie du caustique, et sa nature varie, pour ainsi dire, selon la modification *sui generis* de chaque caustique. Il est aussi à remarquer que les cicatrices produites par les différentes cautérisations présentent entre elles des différences sensibles dans leur aspect, leur nature et leur solidité : le chlorure de zinc est encore sous ce rapport celui qui offre le plus d'avantages, ce dont on peut s'assurer en examinant les cancéreux que j'ai guéris, et chez lesquels on n'aperçoit presque aucune trace d'ul-

(1) Il est bien entendu que cette épaisseur est toujours en raison de la quantité de caustique employé.

propriété particulière, sera le sujet d'un article spécial.

1re Préparation.

Chlorure de zinc une partie, farine deux parties.

2e Préparation.

Chlorure de zinc une partie, farine trois parties.

3e Préparation.

Chlorure de zinc une partie, farine quatre parties.

4e Préparation.

Chlorure de zinc une partie, chlorure d'antimoine une demi-partie, farine deux parties et demie.

---

cérations étendues provenant de la destruction des tumeurs cancéreuses.

Phénomènes généraux. — Chaque caustique, après son application, donne lieu, indépendamment de la douleur, à des phénomènes qui lui sont propres, comme personne ne l'ignore, et qui consistent dans une tuméfaction plus ou moins érysipélateuse, dans une sécrétion de sérosités plus ou moins abondante, phénomènes très prononcés dans l'emploi de la potasse caustique et surtout de l'arsenic.

Ces accidens sont presque insensibles avec le chlorure de zinc, qui, cependant, a cela de commun avec l'arsenic que la fièvre en suit assez souvent l'application; au surplus ce dernier phénomène a lieu avec tous les autres caustiques lorsque la cautérisation est étendue.

Conclusion de cette note. — De mes observations j'ai tiré cette conclusion confirmée plus tard par l'expérience que, de tous les caustiques, le chlorure de zinc, je ne saurais trop le répéter, du moment où je pus en faire une pâte susceptible d'être appliquée sur presque toutes les tumeurs cancéreuses, était celui qui offrait le plus d'avantage pour la cure de ces affections par la profondeur calculée d'avance où il peut atteindre, par la sûreté de son action, par la prompte énucléation des escarrhes, par l'excellent aspect des plaies qu'elles produisent, la qualité de la suppuration, la manière heureuse dont il modifie les tissus, la promptitude de la cicatrisation, enfin par le peu d'intensité des phénomènes généraux qui accompagnent son application.

Eau commune de vingt-quatre à trente gouttes pour une once de chlorure.

La préparation de la pâte phagédénique exige le plus grand soin de la part du pharmacien, qui, pour bien réussir, doit scrupuleusement suivre la règle suivante :

On commencera par réduire le chlorure de zinc en poudre très fine; on le mélangera immédiatement, sur une table, avec les proportions de farine indiquées; ensuite on divisera le mélange en deux parties à peu près égales; on opérera aussitôt sur l'une d'elles, en y ajoutant vingt-quatre ou trente gouttes d'eau par once de chlorure employé; on triturera peu à peu avec une spatule, jusqu'à ce qu'on ait obtenu une pâte homogène, à consistance de miel, que l'on rendra ensuite plus compacte, en y incorporant peu à peu le reste du mélange de farine et de chlorure de zinc mis en réserve : on aura alors une pâte très consistante, que l'on malaxera pendant quelques instans, et que l'on réduira, à l'aide d'un rouleau, en feuillets d'une demi-ligne à quatre lignes d'épaisseur.

La quantité d'eau devra être augmentée proportionnellement aux quantités de farine employées dans les deuxième et troisième préparations.

Quant à la pâte antimoniale n° 4, on la réduira en magdaléons, parce que, cette dernière préparation conservant constamment la consistance de cire molle, on pourra toujours lui donner une épaisseur convenable et l'accommoder à la forme de certaines tumeurs cancéreuses présentant des inégalités sur quelques parties de leur surface.

Manière de se servir de la pâte phagédénique.

Lorsque les cancers ne sont point ulcérés, j'enlève préalablement l'épiderme au moyen d'un vésicatoire, et le lendemain j'applique sur la partie malade un des numéros de pâte convenable à l'épaisseur des tissus que je veux détruire. J'ai également égard à leur peu de vitalité, qui réclame toujours la préparation la plus énergique.

La pâte n° 1, ayant quatre lignes d'épaisseur, appliquée durant un laps de quatre jours, peut produire une escharre d'un pouce et demi à deux pouces.

La pâte n° 1, de trois lignes d'épaisseur, appliquée pendant trois jours, donnera une escharre d'au moins un pouce; la même proportion de deux lignes d'épaisseur déterminera, en deux jours, une escharre ayant au moins un demi-pouce.

La pâte n° 1, d'une ligne, produira, en vingt-quatre heures, une escharre de trois lignes.

Enfin la pâte n° 1, d'une demi-ligne, donnera, dans le même temps, une escharre d'au moins une ligne.

Ces phénomènes se manifesteront ainsi seulement sur des tissus très sensibles et dont la consistance ne s'éloignera pas beaucoup de l'état normal; mais pour les dégénérescences *lardacées* et presque fibro-cartilagineuses, les escharres auront à peu près un tiers de moins en épaisseur.

Je fais usage de la pâte n° 2 sur les ulcérations carcinomateuses, sur les cancers très douloureux et qui ont peu d'épaisseur.

J'emploie la pâte n° 3 sur toute espèce d'affections cancéreuses chez les personnes extrêmement nerveuses, qui redoutent une violente douleur; car, Messieurs, cette dernière préparation, en agissant plus lentement que les précédentes, excite peu de douleur.

Enfin je n'emploie la pâte antimoniale que pour les tumeurs cancéreuses bossuées, et qui, à cause de leur forme irrégulière, exigent plus d'action de la part du caustique dans les régions les plus épaisses et par conséquent plus d'épaisseur relative à la pâte.

Ces préparations, étant appliquées sur une partie dénudée, excitent, au bout de quelques minutes, une chaleur progressive jusqu'à la sensation d'une brûlure vive; mais il sera toujours facile d'atténuer cette douleur en faisant prendre, immédiatement après cette application, huit gouttes de laudanum de Rousseau dans un quart de lavement.

Lorsque la pâte a produit son effet, on l'enlève et on recouvre l'escharre d'un cataplasme émollient jusqu'à la chute de cette escharre qui s'opère du huitième au douzième jour, suivant son épaisseur. Ensuite on renouvelle les applications du caustique jusqu'à ce qu'on soit parvenu aux tissus sains; après quoi, on panse avec un digestif simple ou avec des cataplasmes jusqu'à guérison, dans le cas de cancers aigus.

Dans certaines tumeurs cancéreuses volumineuses et très proéminentes, au lieu d'appliquer le caustique sur le front de la masse, je me borne, pour exciter moins de douleur, à la trancher par la base, que je cerne, à cet effet, d'un cordon de pâte en forme de collier, ayant deux lignes de largeur sur quatre d'épaisseur.

Si la masse cancéreuse présentait à son centre une dépression, on pourrait, au moyen d'un morceau de la pâte phagédénique roulé en spirale, la détruire du centre à la circonférence. J'ai, dans ce moment, en traitement une dame qui, présentant ces deux circonstances, proéminence et dépression, est traitée simultanément par ces deux moyens.

Je suis parvenu, Messieurs, à détruire des surfaces squirrheuses fort étendues qui avaient été long-temps aplaties par la compression méthodique, et même certains squirrhes épais, par la préparation suivante à laquelle j'ai donné le nom de pommade résolutive.

Prenez pommade oxygénée, une once :

Faites fondre à une douce chaleur et ajoutez sur cette quantité sous-deuto-nitrate acide de mercure, trois gros; augmentez alors un peu la chaleur jusqu'à ce qu'il s'opère une décomposition de l'acide nitrique qui suroxygène la pommade et lui associe moléculairement le sel mercuriel. Cette pommade, bien préparée, est très dure et de couleur jaune orangé.

J'ai traité par ce moyen une femme de Nogent-sur-Marne, nommée Lasanne, à laquelle M. le docteur Trousseau avait, durant quelques mois, donné des soins pour un squirrhe de la moitié du visage; il en était venu à penser que cette femme serait un jour malheureuse victime de l'affreuse maladie dont elle était atteinte. Eh bien, Messieurs, trente-cinq jours d'application de ce topique ont suffi pour la guérir sans laisser la moindre trace. Je vous en fournirai la preuve, si vous le désirez.

J'ose espérer que si l'Académie émettait un doute sur la vérité de ce fait, elle ne me refusera pas de faire examiner la malade et de l'interroger. Je dois y tenir d'autant plus qu'il pourrait arriver que l'on contestât le fait de la maladie et par conséquent celui de la guérison. Il est de mon honneur, et dans l'intérêt de la science, de prouver d'une manière absolue que je n'ai point avancé un fait apocryphe.

J'ai obtenu en deux ou trois mois et souvent moins le ramollissement et la suppuration de tumeurs squirrheuses indolentes d'un rouge violacé par des applications de la combinaison suivante, à laquelle j'ai donné le nom d'onguent maturatif.

Prenez, infusion acétique d'écorce de garou, une once 1/2.

Mélasse, une once 1/2.
Huile d'olive, une once.
Bile de bœuf, deux onces.

Mélangez le tout et faites réduire jusqu'à consistance onguentacée, puis retirez du feu et ajoutez aussitôt:

Onguent bazilicum, une once 1/2.
Onguent de la mère, une once 1/2.

Mélangez très exactement le tout et incorporez par once sous-deuto-nitrate de mercure porphyrisé, un gros.

Je pourrais également, Messieurs, vous faire voir deux cas de ce genre où les tumeurs sont actuellement fluctuantes de squirrheuses qu'elles étaient avant ces applications.

Lorsqu'il existe des tubercules cancéreux et enflammés sur la peau, il m'est arrivé de les détruire par des applications durant quelques jours d'une solution de cyanure de potassium à la dose de 10 à 12 grains pour 2 onces d'eau distillée.

Tels sont les moyens externes que j'emploie et avec lesquels je puis affirmer qu'à part les cas de cachexies et ceux de diathèse cancéreuse confirmée ou encore de cancers très volumineux adhérens, extrêmement anciens et ayant occasioné de grands ravages, on sera presque toujours en droit de compter sur le succès.

Cependant, ne voulant ici donner lieu à aucune interprétation équivoque, je crois aussi devoir déclarer que dans les cas de tumeurs volumineuses l'ablation par l'instrument tranchant devra être préférée, comme mode moins douloureux, par la raison que l'opération est moins longue; et si quelquefois j'ai dévié de cette route, ce n'a été que dans les circonstances où les malades ne pouvaient se décider à être opérés par le fer.

Pour le même motif, je dois encore vous dire,

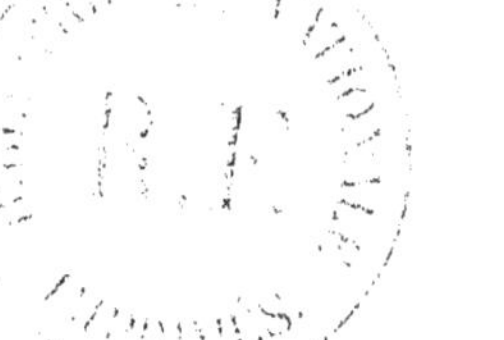

Messieurs, que dans les tumeurs adhérentes très épaisses le bistouri devra commencer l'opération et le caustique terminer la cure.

Il est encore une circonstance à vous signaler comme s'étant quelquefois présentée dans ma pratique, je veux parler de ces recrudescences dans les environs des parties guéries; elles résultent toujours, à moins de diathèse, de ce que n'ayant point soupçonné le mal au delà des limites des régions que l'on a attaquées on n'a point donné assez d'étendue à l'application de la pâte phagédénique.

Je ne chercherai point à établir un parallèle entre l'opération chirurgicale par extirpation et mon procédé curatif; mais je dirai seulement que mes applications n'occasionent jamais d'accidens graves, tandis que les suites de l'ablation des mamelles peuvent n'être pas toujours heureuses. D'ailleurs le fer ne modifiant nullement les tissus sous-jacens comme le fait le caustique, il n'atteindra le mal que lorsque les racines n'en seront pas profondes; c'est ce qui explique la réapparition de certains cancers après des opérations chirurgicales ordinairement faites avec beaucoup d'habileté.

Le traitement interne que je suis dans l'habitude de prescrire consiste dans l'usage de la limonade sulfurique ou nitrique, avec addition, matin et soir, de quelques gouttes de la solution de Pearson : je commence par six gouttes et j'en porte progressivement la dose jusqu'à 72 en 24 heures.

Lorsque la menstruation est mal établie, je préfère à ces limonades le sirop d'iode ou le sirop chalybé étendu d'eau.

J'emploie souvent avec succès l'eau minérale naturelle d'*Helbrunn*, en Bavière, prise à la dose de 3 à 4 verres en 24 heures pour aider à la résolution des engorgemens que je traite par la pommade résolutive.

Cette eau analysée par Fusch et Vogel, et soumise à une nouvelle analyse par M. Barruel, contient par livre près d'un grain d'iodure de sodium, 1/3 de grains de bromure de sodium, 37 grains de chlorure de sodium, 5 grains de carbonate de soude et quelques parties de carbonate de chaux, de carbonate de magnésie, de silice, d'extrait bitumineux, quelques traces d'oxide de fer et une assez grande quantité d'hydrogène carboné. Elle est douée d'une grande énergie et ne fatigue nullement les voies digestives.

Avant de me résumer je crois devoir, Messieurs, vous citer seulement, pour ne pas abuser de vos instans, quelques faits importans par la gravité du mal, et choisis entre beaucoup d'autres affections cancéreuses où j'ai obtenu, par ma méthode, une parfaite guérison.

Je ferai suivre ces observations de l'exposé de deux cas où ce traitement a échoué complétement, en faisant remarquer toutefois qu'il ne s'agissait pas de cancers proprement dits, mais de fungus graves et profondément situés.

— Madame Sergent, âgée de 50 ans, commune

d'Argenteuil, près Paris, était depuis trois années affectée d'un cancer au sein droit présentant cinq pouces de diamètre sur un pouce d'épaisseur, accompagné de douleurs lancinantes très aiguës avec amaigrissement. Cette dame confiée à mes soins fut guérie *par une seule application* de la pâte en sept semaines, et peu de temps après sa santé générale était parfaitement rétablie.

— Madame Rondel, âgée de 42 ans, rue de Grammont, 12, affectée d'un énorme cancer du sein droit, fut habilement opérée par M. le professeur Dupuytren; peu de mois après l'affection récidiva et se manifesta par trois tumeurs isolées sur la cicatrice ; deux applications suffirent pour opérer la guérison qui fut complète en sept semaines.

— Madame L., rue de la Tour-d'Auvergne, portait au sein gauche un énorme cancer ayant deux pouces d'épaisseur sur trois et demi de diamètre, les glandes axillaires engorgées. Deux applications suffirent pour opérer la guérison qui fut terminée en deux mois.

— M. le comte d'A., d'Abbeville, âgé de 86 ans, portait depuis quatorze ans un cancer à l'œil gauche occupant cet organe et ses annexes dans toute leur épaisseur ainsi qu'une partie de la région temporale, affection, comme on le voit, très grave et qui avait résisté aux traitemens les plus énergiques.

Plusieurs applications de la pâte phagédénique suffirent en 69 jours pour guérir cette affreuse maladie.

— Benoit Ordet, âgé de 76 ans, portait depuis quinze années un cancer de la grosseur d'un œuf de poule sur le milieu de la joue gauche et sur le trajet du conduit parotidien, affection qui avait résisté à toute espèce de traitement tenté à Saint-Louis et dans d'autres hôpitaux. La cure en fut opérée en vingt jours sous les yeux de M. le docteur François, médecin en chef des *Incurables*.

— M. D., rue de Paradis au Marais, 5, âgé de 77 ans, avait depuis dix-neuf ans un cancer formant le volume d'un œuf d'oie et recouvrant toute la région temporale, une partie des paupières et de la joue gauche. Comme dans les observations précédentes, cette affection avait résisté à tous les efforts de l'art et fut guérie par deux applications de la pâte phagédénique en deux mois et demi de temps.

— Madame Lel., rue du Mont-Blanc, 15, portait à la face une affection cancéreuse datant de vingt-deux années, ayant résisté à une opération grave pratiquée sans succès par le professeur Dubois, traitée depuis infructueusement par les caustiques de tous genres et guérie par ma méthode en un mois par deux applications.

— M. Valérien Vendeuil, rue de Bièvre, 4, affecté à la face d'un cancer datant de sept années et ayant détruit en totalité le nez et une grande partie de la paupière inférieure de l'œil gauche, traité pendant plusieurs années sans succès à Saint-Louis et guéri par la pâte phagédénique en quatre mois.

— La demoiselle Laurence Prévost, de Montmorency, âgée de 16 ans 1/2, portait depuis huit ans une affection cancéreuse au visage qui avait détruit le nez en totalité et la lèvre supérieure en partie ; la langue était perforée dans toute son épaisseur et toute la région pharyngienne avait horriblement souffert; cette épouvantable maladie avait résisté pendant huit années aux traitemens des plus habiles praticiens. Cette jeune personne vouée à une mort presque certaine a été guérie par mon traitement en près de cinq mois.

— Une jeune dame portait à la cuisse gauche un fungus volumineux; d'habiles médecins n'avaient pu parvenir à le maîtriser ; en désespoir de cause on s'adressa à moi : j'essayai, en présence du médecin de la malade, l'emploi de la pâte phagédénique ; à plusieurs reprises, elle produisit de belles et épaisses escharres, mais sans succès, parce que pendant le temps très court (11 jours) qui s'écoulait depuis le moment de l'application jusqu'à celui de la complète énucléation, la partie du fungus qui n'était pas cautérisée repoussait avec promptitude, et semblait ainsi se jouer de nos efforts.

On proposa à la malade l'ablation de la tumeur afin de pouvoir appliquer le caustique sur les racines mêmes du fungus : c'était le seul moyen de réussir ; malheureusement le courage de cette victime d'un mal redoutable recula devant les douleurs de l'opération, et peu de temps après elle succomba.

Nous inférerons de ce fait que dans tous les cas

identiques il faudra, avant l'application du caustique, recourir à l'instrument tranchant, lorsque les malades voudront bien y consentir.

Le second cas est celui d'un fungus situé sur la partie supérieure et intérieure du tibia de la jambe droite chez une femme qui avait un commencement de tumeur blanche au genou.

Ce fungus était recouvert d'un tégument d'aspect cancéreux et traversé d'un séton; j'enlevai la mèche du séton et la remplaçai par un morceau de la pâte phagédénique, qui détruisit en peu de jours le sommet et le milieu de la tumeur; mais m'apercevant, après une seconde et une troisième application, que le fungus se reproduisait, j'en découvris la cause en plongeant mon doigt selon son axe et en arrivant immédiatement sur le tibia que je trouvai profondément altéré : alors je conseillai à la malade de se faire pratiquer l'amputation du membre comme seule ressource dans un cas aussi grave; cette opération fut faite avec succès par M. le professeur Roux.

Voici un fait qui prouve ce que j'ai déjà avancé, que dans les cas de diathèse confirmée les guérisons de cancers extérieurs, les mieux constatées, ne peuvent prolonger l'existence des malades profondément cancéreux.

Une dame de 40 ans avait toute la partie antérieure droite de la poitrine jusqu'aux fausses côtes recouverte d'un cancer (1), et l'épaule du même côté ainsi

(1) Cette affection avait été pendant quatre ans traitée sans succès par la compression.

qu'une partie du dos parsemées de tubercules ; j'obtins la résolution de ces tubercules en employant la pommade résolutive et la guérison complète du cancer par deux applications de la pâte phagédénique.

Une hydrothorax qui compliquait la maladie avait même disparu dès le commencement du traitement; malheureusement la santé générale de cette dame était si délabrée qu'elle succomba peu de temps après la cure du cancer : plusieurs médecins habiles pensèrent, ainsi que moi, que sa mort devait être attribuée à la présence de nombreux tubercules cancéreux situés dans les poumons, le foie et le mésentère (1).

En résumé, Messieurs, je viens d'avoir l'honneur de vous exposer avec franchise et avec toute la clarté qui m'a été possible ma méthode de traiter les affections cancéreuses ; j'affirme que dans l'immense majorité des cas cette méthode m'a réussi : j'ajouterai qu'elle demande une certaine habitude que je n'ai acquise que par la pratique, et que si quelques uns de mes confrères, en l'employant, ne réussissaient pas tout d'abord, il n'en faudrait rien inférer contre l'efficacité du traitement ; or, je déclare ici que tout médecin qui croira avoir besoin de nouveaux renseignemens, ou même, si j'ose le dire, d'être aidé à son début dans l'emploi de la pâte phagédénique, me trouvera toujours prêt à répondre à toutes ses

---

(1) Je ne pus me dissimuler en commençant ce traitement quel sort attendait la malade, même après la guérison du cancer, mais je dus céder aux pressantes sollicitations de cette dame et de sa mère.

questions avec autant de zèle que d'obligeance.

Permettez-moi, Messieurs, encore quelques réflexions fort courtes. On a dit que je n'avais point inventé le chlorure de zinc : en effet, Messieurs, je n'ai point cette prétention ; l'illustre Anglais qui créa ces admirables machines qui font mouvoir aujourd'hui tant d'usines et font marcher tant de navires n'a point inventé la vapeur ; (il ne peut entrer dans vos esprits que je pense à établir aucune comparaison entre ce grand homme et moi); mais le chlorure, dont l'art médical ne tirait aucun parti, j'en ai découvert les excellentes propriétés caustiques dans le traitement des cancers ; de rebelle qu'il paraissait d'abord, je l'ai, pour ainsi dire, dompté en en faisant une pâte de différente épaisseur, d'une énergie variée, et propre à être appliquée avec succès partout où la main du chirurgien peut atteindre. Ce chlorure de zinc, j'en ai fait, pour ainsi dire, la panacée de la plupart des affections cancéreuses : cette assertion, Messieurs, vous sera confirmée par le temps et par votre propre expérience.

On m'a reproché d'avoir fait long-temps à mes confrères un secret de ma méthode ; mais, Messieurs, j'en appelle à vos consciences : persuadé que je parviendrais à trouver un moyen de détruire les tumeurs cancéreuses préférable aux préparations arsenicales, dont le danger a proscrit l'emploi, devais-je, avant d'avoir par devers moi un nombre de guérisons constatées, entretenir le monde médical de mes essais? Ces faits n'étaient-ils pas nécessaires pour éclairer plus tard vos consciences, ébranler l'incrédulité, et au besoin confondre la malveillance ? Ne pouvais-je pas craindre d'ailleurs que chacun de son côté ne voulût expérimenter ma pâte phagédénique, et que souvent des essais, tentés avec légèreté ou sans art, ne vinssent compromettre l'avenir d'une méthode utile à l'humanité, objet de mes travaux assidus et à laquelle j'attache la gloire de mon nom, sentiment bien pardonnable aux hommes qui, comme nous, ont voué leur vie au soulagement de leurs semblables, surtout lorsqu'ils croient, ainsi que tant d'illustres médecins l'ont fait, avoir enrichi la science, et trouvé le secret de guérir enfin une des maladies les plus dangereuses et les plus cruelles qui affligent l'espèce humaine.

Oui, Messieurs, je crois, en ce qui concerne les affections cancéreuses, avoir fait faire un pas à la science; sous ce rapport, j'ose compter sur l'appui bienveillant de mes confrères, et, en particulier, sur l'intérêt que les travaux de sa commission inspireront à l'Académie.

P.S. Lors de la lecture du premier exposé que j'ai fait à l'Académie, je lui annonçai un Mémoire sur une nouvelle méthode de traiter les affections dartreuses et syphilitiques ; je me propose de le lui adresser prochainement.

www.ingramcontent.com/pod-product-compliance
Lightning Source LLC
LaVergne TN
LVHW052019160826
845678LV00003B/1111

* 9 7 8 2 3 2 9 6 5 1 2 1 7 *